Libro De Cocina Lean And Green Para Principiantes

1200 Días De Recetas Magras y Verdes Fáciles y Deliciosas Para Ayudarte a Controlar La Figura y Mantenerte Sano Aprovechando El Poder De Las "Comidas Fueling Hacks"

Lendocin Dress

Índice De Contenidos

Introducción

La Dieta Lean and Green es un programa de control de peso que le ayuda a perder peso y ver resultados duraderos. Con un énfasis en el control de las porciones, los alimentos densos en nutrientes, la eliminación de los alimentos procesados y el ejercicio diario, este plan de dieta le ayudará a lograr el cuerpo saludable que desea con un mínimo de fuerza de voluntad.

La Dieta Lean and Green anima a las personas a tomar buenas decisiones alimentarias cada día, eligiendo los alimentos adecuados. Esta dieta funciona porque puede seguirse a lo largo de toda la vida y se basa en hábitos positivos que favorecen el control del peso sin privaciones ni dietas.

El concepto de la dieta magra y verde proviene del hecho de que los estadounidenses están comiendo más grasas saturadas que nunca. Este tipo de dieta está orientada a reducir esos niveles de ingesta de grasas, así como a aumentar la masa muscular magra en todo el cuerpo. La Dieta Lean and Green también incluye un componente de ejercicio. Al combinar un programa de ejercicios con una dieta reducida en grasas, verá los resultados más rápidamente que si se limita a uno u otro.

Como dice el refrán, "somos lo que comemos". Los beneficios de una dieta magra y verde incluyen la pérdida de peso, la disminución de los niveles de colesterol y la presión arterial, así como la mejora de la función cognitiva. Las fuentes de proteínas magras, como el pescado, las pechugas de pollo o el filete de ternera, son fuentes de carne saludables que contienen menos grasa que las carnes rojas, que pueden provocar un aumento de peso. Las verduras verdes tienen menos calorías que otras verduras y además aportan una serie de vitaminas como la vitamina C, el calcio, el hierro y el magnesio.

Una dieta verde magra también aumenta las posibilidades de vivir más tiempo debido a factores como la disminución del riesgo de enfermedades cardiovasculares, accidentes cerebrovasculares y cáncer.

Si está buscando una dieta que ponga la salud en primer plano y no le suponga un gasto excesivo, ésta puede ser su respuesta. La dieta Lean and Green es mucho más que un número en la báscula. Ha sido diseñada para equilibrar las respuestas metabólicas naturales de su cuerpo, mejorar la función intestinal, aumentar la tasa metabólica y acelerar la pérdida de peso sin afectar negativamente a ninguno de estos factores.

La dieta magra y verde también se preocupa por ser consciente del medio ambiente para proteger el mundo que nos rodea de todos los residuos creados por las prácticas de producción de alimentos poco saludables. Se trata de evitar la carne que proviene de granjas industriales porque no producen carne sin utilizar esteroides u hormonas para aumentar su cantidad de crecimiento. Toda la carne que se consume procede de granjas de cría al aire libre en las que no se utilizan tratamientos químicos ni antibióticos para criar animales destinados a la alimentación.

El principio clave de la Dieta Lean and Green es la idea de que, a menudo, cuando comemos, nos alimentamos durante una hora más o menos antes de que nuestro cuerpo necesite algo más. Si comemos continuamente bocadillos entre comidas y sólo consumimos una o dos comidas, nuestro cuerpo se acostumbra a tener sólo un pequeño suministro de energía. Cuando esto ocurre, el cuerpo envía señales que promueven el hambre hasta que recibe suficiente energía para mantenerse. Por lo tanto, estamos constantemente hambrientos, incluso si acabamos de comer; el cuerpo se ha acostumbrado a tener un pequeño suministro. Por esta razón, las personas que hacen tres comidas al día tienden a reducir su consumo total de calorías porque no reciben las mismas señales de hambre que los que pican continuamente.

Puede que no pienses en las ensaladas y las verduras como algo "cargado de grasa", pero cuando sigues una dieta baja en calorías, es fundamental evitar ciertos alimentos.

1) Evite los aderezos de ensalada con alto contenido en grasas saturadas: los aderezos de ensalada a base de mayonesa, como el aderezo ranchero, son los que más grasas saturadas contienen. Los aderezos como la vinagreta son una mejor opción (a menudo hecha con aceite de oliva).

2) Evite los alimentos fritos - Todo lo que esté frito tendrá la mayor cantidad de contenido de grasa. En su lugar, las verduras pueden ser ligeramente salteadas.

3) Opta por alimentos a la parrilla o a la plancha en lugar de fritos - Si vas a comer carne, evita freírla y opta por hacerlo a la parrilla o a la plancha. Obtendrá esencialmente el mismo sabor, así como menos contenido de grasa.

4) Evite las salsas de nata - Las salsas a base de nata tendrán un alto contenido en grasa. Busque salsas a base de tomate (salsa de espaguetis, salsas Alfredo) o cremosas (bechamel).

5) Lea la etiqueta de información nutricional - La etiqueta de información nutricional de la parte posterior de los envases indica la cantidad de grasa de cada porción. Esto es importante, sobre todo si estás a dieta y cuentas las calorías.

6) Evite los quesos con toda la grasa - Debe evitar los quesos con toda la grasa y, en su lugar, elegir los quesos reducidos en grasa o bajos en grasa.

7) Evite las carnes procesadas - Esto incluye el jamón precocinado y el salami. Contienen cantidades excesivas de sodio y conservantes.

8) Evite los alimentos fritos - Esto incluye las patatas fritas - Las patatas fritas suelen cocinarse en una cuba de aceite o grasa caliente, lo que aumenta su contenido en grasas saturadas.

9) Limite su consumo de carne roja a 2 porciones por semana - La carne roja contiene altos niveles de grasas saturadas, por lo que debe limitar su consumo a 2 porciones por semana como máximo. La carne roja debe hacerse a la parrilla o a la plancha, no frita.

10) Utiliza opciones bajas en grasa para los productos lácteos - Estos incluyen leche descremada y del 1%, quesos, mantequilla, yogur y crema agria.

Los alimentos que comemos tienen muchas cosas buenas y, si nos cuidamos mejor, podemos vivir una vida larga y agradable. Cuando seguimos una dieta Lean and Green, podemos disfrutar de nuestra comida y perder peso a la vez que cuidamos nuestro cuerpo.

Los Fundamentos De La Dieta Magra y Verde

La dieta magra y verde es una de las más nutritivas que existen. Está pensada para ser más respetuosa con el medio ambiente que otras dietas como el veganismo y el vegetarianismo, pero sigue proporcionando una buena nutrición a tu cuerpo. El principio fundamental de esta dieta es centrarse en los alimentos integrales con un procesamiento mínimo, crudos o cocinados a baja temperatura, y evitar los alimentos con muchos productos químicos.

Esta dieta hace que te sientas bien tanto física como mentalmente, ya que promueve la salud de forma no tóxica.

¿Quién debería probarlo?

Las personas que tienen el tiempo y los recursos para apoyar esta dieta deben, porque como con cualquier dieta, requiere una cantidad significativa de tiempo y poder de la persona. Si tienes la posibilidad de cocinar en casa o prefieres no comprar en los supermercados que venden alimentos procesados, ésta es una excelente manera de llevar un estilo de vida saludable. También puedes probarla simplemente como un cambio en algunos aspectos de tu vida cotidiana, o como complemento de otras dietas si tienes un presupuesto restringido.

Lean and Green es un programa dietético que consiste en una combinación de alimentos frescos y alimentos y tentempiés ya preparados. Lean and Green también ofrece ayuda adicional de una persona de apoyo designada. Una vez completado el plan inicial de doce semanas, la comida media de Lean and Green debe incluir de cinco a siete onzas de proteínas magras cocinadas, más tres raciones de verduras sin almidón y hasta dos raciones de grasas saludables. El plan consiste en realizar hasta seis comidas a lo largo del día.

Si desea perder más peso del que pierde en la primera fase, puede permanecer más tiempo en el plan de dieta inicial, hasta que alcance su peso objetivo. Una vez que haya alcanzado ese peso, debe entrar con seguridad en la "fase de transición". Ésta consiste en aumentar lentamente la ingesta diaria de alimentos hasta no superar las 1.550 calorías al día, al tiempo que se añade una mayor variedad de alimentos, que incluirán cereales integrales, frutas y productos lácteos bajos en grasa, como el yogur y el queso. La dieta Lean and Green también proporciona herramientas adicionales para ayudar a la pérdida de peso y al mantenimiento, que incluyen consejos e inspiración, foros de la comunidad, llamadas de apoyo semanales y una aplicación que permite establecer recordatorios de comidas para hacer un seguimiento de la ingesta de alimentos y del nivel de actividad.

¿Qué es la dieta Lean and Green?

En resumen, la dieta Lean and Green está diseñada para ayudar a las personas a perder peso y grasa reduciendo las calorías y los carbohidratos mediante comidas y tentempiés de porciones controladas. Su base es la reducción de carbohidratos. programas que combinan alimentos procesados y envasados con calorías con comidas caseras que favorecen la pérdida de peso. Puede elegir entre varias opciones, que incluyen tanto productos denominados "combustibles" como comidas caseras, que siguen la proporción de carbohidratos y grasas de Lean and Green. Los "fuelings" incluyen más de sesenta productos bajos en carbohidratos, pero ricos en proteínas y cultivos probióticos. Estas bacterias amistosas pueden mejorar su salud intestinal. Estos combustibles incluyen barritas, galletas, batidos, pudines, cereales, sopas y pastas. Todos son súper prácticos y nutritivos, y están diseñados para ayudarte a sentirte satisfecho.

Alimentos que deben consumirse en la dieta verde y magra

Es la primera pregunta que la gente siempre hace sobre una nueva dieta: "¿Qué voy a comer?" Porque la comida es importante para todos nosotros. No sólo es esencial para nuestra vida, sino que es placentera y sociable. La mayoría de nosotros estamos acostumbrados a comer una serie de alimentos de todos los grupos esenciales, pero todos tenemos que confesar que tenemos nuestros favoritos, y nuestros odios. Así que, en primer lugar, permítame tranquilizarle diciéndole lo que no va a comer: ¡no hay nada en la dieta Lean and Green que sea "raro", inusual o simplemente aburrido y poco apetecible! Comerás una gran selección de alimentos naturales y nutritivos; alimentos que ya estás acostumbrado a preparar y comer. El secreto de la pérdida de peso radica en la planificación, el apoyo y la ejecución del programa que usted elegirá para satisfacer sus necesidades y preferencias.

El plan de dieta Lean and Green incluye dos programas de pérdida de peso, además de un plan de mantenimiento de peso cuidadosamente equilibrado. Así que, para responder a esta pregunta: lo que se come, la frecuencia con la que se come y la cantidad que se va a comer, depende totalmente de cuál de los planes se sigue y de la fase del plan en la que se encuentre en cada momento.

Muchas de las dietas que hay en el mercado tienen éxito sólo porque limitan radicalmente los tipos de alimentos que se pueden comer, y cómo se pueden cocinar o combinar. Lean and Green no hace esto, porque pensamos que esta forma de comer puede llegar a ser bastante aburrida. Por eso, ahora no tienes que preocuparte por eso, ¡no hay sorpresas desagradables cuando eliges comer Lean and Green! La gran variedad y los numerosos estilos de comida que disfrutará le harán sentirse nutrido y feliz de continuar. Este libro de cocina especializado le ayudará a preparar e incluir todos los alimentos populares, fácilmente disponibles y de bajo coste, que deberían aparecer siempre en cualquier dieta saludable. Además, con Lean and Green, comerá una gran cantidad de alimentos familiares, nutritivos y sabrosos en intervalos seleccionados a lo largo del día, lo que le ayudará a enriquecer su cuerpo mientras pierde el exceso de peso no saludable.

Tampoco hay límites en las cantidades de verduras y hortalizas sin almidón que consumes. Puedes comer col, col rizada, coliflor, brócoli, espárragos y calabacín. Tampoco te limitarás a los alimentos sin grasa. En esta dieta comerás alimentos sabrosos que contienen grasas saludables. Las grasas como el aceite de oliva y de nueces para cocinar y aderezar las ensaladas son buenas. Si no eres vegano, podrás comer muchos productos lácteos bajos en grasa. Los deliciosos yogures y los sabrosos quesos no están prohibidos. Los huevos frescos, la leche baja en grasa y los postres congelados también están bien. Muchas frutas frescas y deliciosas están bien. Aplausos para las manzanas crujientes, las naranjas jugosas, las uvas dulces, las piñas sabrosas y los plátanos energéticos. Por último, para ayudarte a sentirte satisfecho durante todo el día, la dieta Lean and Green incluye naturalmente esos reconfortantes, vivificantes y deliciosos cereales integrales y semillas esenciales. Todo ello está bien equilibrado, es práctico y sabe bien.

¿Qué es el repostaje?

El abastecimiento de combustible es una forma medida y controlada de calorías de picar, y le ayuda a mantener sus niveles de energía, así como a sentirse lleno durante todo el día. Más concretamente, los avituallamientos regulares le garantizan una alimentación adecuada a su nivel de actividad, tanto si trabaja como si hace ejercicio. El consumo correcto de combustible le proporciona la seguridad de que no perderá masa muscular esencial mientras siga la dieta Lean and Green, porque con los productos de combustible cuidadosamente preparados, consumirá muchas proteínas, fibra y nutrientes clave que son esenciales para mantener la masa muscular.

Alimentos que deben evitarse

Cuando se come de forma más saludable, hay alimentos que hay que eliminar. Son los sospechosos habituales: las grasas deben ser del tipo saludable, por lo que no se recomienda la mantequilla, la manteca vegetal ni el aceite de coco. También hay que limitar las cantidades de verduras con almidón que se consumen: maíz, patatas y guisantes, etc. Para los golosos: las bebidas azucaradas, los postres, las galletas y el chocolate están prohibidos.

Como sabe, lo fundamental para perder peso no es lo que come o cuándo lo hace. La frecuencia con la que comes también es un aspecto importante. Lean and Green no es una excepción a esta regla.

Los hábitos y preferencias alimentarias de cada persona son tan únicos como su biología y su personalidad. Todos somos criaturas de costumbres. Algunos de nuestros hábitos son buenos y otros no tanto. Hay personas que disfrutan comiendo al menos una comida abundante cada día, pero no repostan entre horas. Empiezan el día con un desayuno abundante y comen frugalmente a lo largo del día. Algunos se saltan el desayuno y toman un tentempié rápido para comer, porque prefieren hacer la comida principal más tarde. Algunas personas ocupadas son "perezosas" y les gusta hacer comidas pequeñas y frecuentes. Hay un grupo de personas que pican todo el día y nunca hacen una comida equilibrada.

Los hábitos alimentarios y las preferencias por determinados alimentos son algo totalmente personal. Hay personas que consumen muchos carbohidratos, otras que tienen antojos de azúcar, algunas que prefieren los alimentos grasos y otras que se preocupan más por la salud y siguen dietas basadas en plantas. Algunas personas tienen que ajustar sus hábitos cuando se convierten en Lean and Green.

Como ya he explicado, la esencia de la dieta Lean and Green consiste en "alimentar" el cuerpo con regularidad a lo largo del día, para complementar una, dos o tres comidas principales. La simplicidad y versatilidad de la dieta Lean and Green es realmente útil. Puedes probar los tres planes para ver cuál se ajusta mejor a tus necesidades y te sigue funcionando bien con el tiempo. Una vez que alcance su peso objetivo, podrá experimentar. El libro de cocina te ayudará a hacerlo, porque te da recetas para preparar cuando quieras comer alimentos equilibrados y frescos.

La dieta Lean and Green aconseja comer seis o siete veces al día, según el plan.

Plan Peso Óptimo 5 y 1

Este es el plan más popular, incluye cinco comidas y una comida equilibrada Lean and Green cada día.

Plan Peso Óptimo 4 & 2 & 1

Esto es para las personas que necesitan más calorías y flexibilidad en la elección de alimentos. Incluye cuatro reposiciones, dos comidas Lean and Green y un tentempié al día.

El Plan Optimal Health 3 & 3 está especialmente diseñado para el mantenimiento. Incluye tres reposiciones y tres comidas equilibradas Lean and Green al día.

¿Cómo funciona la dieta Lean and Green para perder peso?

La dieta Lean and Green funcionará para ti y te apoyará si quieres perder el exceso de peso y grasa corporal y mantener los cambios. Una de las principales razones por las que la dieta Lean and Green funciona tan eficazmente es que el plan de dieta es muy fácil de implementar y mantener, por lo que no se "cae del vagón" y se engaña a sí mismo, comiendo más de lo que debería o alimentos que no debería comer. La dieta Lean and Green le ayuda a perder peso y a reducir su grasa corporal porque está diseñada de forma muy precisa, para ayudarle a deshacerse rápidamente de esos indeseados centímetros de más. Le ayuda a lograr esto mediante la reducción de las calorías y los carbohidratos que usted come todos los días, a través del uso de las comidas y aperitivos cuidadosamente controlados por las porciones que se incluyen en el programa. Si utiliza estas comidas y tentempiés y los combina con un régimen de ejercicio regular (¡y no hace trampas ni come chocolate!), el resultado final que obtendrá será una pérdida de peso sustancial y una mejora de la salud que podrá mantener fácilmente.

En los últimos veinte años, la pérdida de peso se ha convertido en una industria influyente, con muchas dietas y productos en el mercado. Por eso, necesariamente, se han realizado muchas investigaciones clínicas sobre la eficacia y la seguridad de los productos y dietas para adelgazar. Algunos estudios han demostrado claramente que se garantiza una mayor pérdida de peso si quienes desean adelgazar siguen un régimen que contiene planes de sustitución de comidas totales o parciales, en comparación con las dietas más tradicionales de restricción calórica que no contienen ningún producto de sustitución de comidas.

La conclusión es que, al reducir el consumo total de calorías, la dieta Lean and Green va a ser muy eficaz para perder peso. Si sigues la dieta Lean and Green, según las recomendaciones, es muy fácil cambiar tus hábitos alimenticios. Un estudio exhaustivo de dieciséis semanas con 198 personas confirmó que las personas que seguían el Plan 5 y 1 de Lean and Green tenían un peso y una grasa corporal significativamente más bajos, así como una menor circunferencia de la cintura, en comparación con las personas del grupo de control, que no seguían la dieta Lean and Green. La mayoría de las personas que siguieron el Plan 5 y 1 perdieron el 5,7% de su peso corporal, aunque el 28,1% perdió el 10%.

Pruebe la dieta Lean and Green. Con este libro de cocina de apoyo, ¡lo único que tienes que perder es peso!

Recetas Magras y Verdes

Jarretes de cordero estofados

Tiempo de preparación: 15 minutos.

Tiempo de cocción: 2 hr. 30 minutos.

Porciones: 4

Ingredientes:

- 1/2 libra de berenjena pelada
- (12 onzas) de patas de cordero, recortadas
- cucharadas de zumaque molido
- 1/4 de cucharadita de sal
- ½ cucharadita de pimienta negra
- cucharadas de aceite de oliva
- pimiento verde, cortado en dados
- 1 cebolla pequeña, cortada en dados
- dientes de ajo picados
- tomates ciruela, cortados en dados
- 1 taza de agua
- ½ taza de perejil picado

Dirección:

1) Frote los jarretes de cordero con pimienta negra, sal y 1 cucharada de zumaque.
2) Dorar el cordero con 1 cucharada de aceite en una olla grande durante 5 minutos por lado.
3) Pasar el cordero a un plato.
4) Añada la 1 cucharada de aceite restante, la cebolla, los dientes de ajo picados, el pimiento y 1 cucharada de zumaque.
5) Saltear durante 5 minutos y devolver el cordero a la olla.
6) Añada los tomates, el agua y la berenjena, luego tape y cocine a fuego lento durante 2 horas.
7) Retire la tapa y cocine durante 10 minutos hasta que la salsa espese.
8) Adornar con perejil y servir caliente.

Sugerencia para servir: Servir los jarretes con ensalada de boniato.

Sugerencia de variación: Añade cebolla de verdeo picada a la cobertura.

La nutrición:

Calorías: 425; Grasa 15g; Carbohidratos: 12,3g; Proteínas: 23,3g

Pollo con espinacas

Tiempo de preparación: 10 minutos

Tiempo de cocción: 10 minutos

Porciones: 2

Ingredientes:

- 2 dientes de ajo picados
- 2 cucharadas de mantequilla sin sal, divididas
- ¼ de taza de queso parmesano rallado
- ¾ de libra de filetes de pollo
- ¼ de taza de nata líquida
- 10 onzas de espinacas congeladas, picadas
- Sal y pimienta negra, al gusto

Direcciones:

1) Caliente una cucharada de mantequilla en una sartén grande y añada el pollo, la sal y la pimienta negra.
2) Cocinar unos 3 minutos por ambos lados y retirar el pollo a una fuente.
3) Derrita la mantequilla restante en la sartén y añada el ajo, el queso, la nata líquida y las espinacas.
4) Cocinar durante unos 2 minutos y añadir el pollo.
5) Cocer durante unos 5 minutos a fuego lento y emplatar para servir inmediatamente.
6) Coloque el pollo en un plato y déjelo enfriar para preparar la comida. Divídelo en 2 recipientes y tápalos. Refrigera durante unos 3 días y vuelve a calentar en el microondas antes de servir.

La nutrición:

Calorías: 288; Grasas: 18,3g; Carbohidratos: 3,6g; Proteínas: 27,7g

Ternera de Mongolia

Tiempo de preparación: 5 minutos

Tiempo de cocción: 30 minutos

Porciones: 6

Ingredientes:

- ¼ de taza de caldo de verduras (puede utilizar cubos de caldo de verduras o una mezcla. Prepare según las instrucciones)
- 2 cucharadas de salsa hoisin
- 2 cucharadas de salsa de ostras
- cucharadita de pimienta de cayena
- 1½ libras de bistec de falda, cortado en rodajas finas
- cucharadas de aceite de semilla de uva
- cucharadas de ajo picado
- cabeza de bok choy, cortada en rodajas finas
- cebollas verdes cortadas en rodajas de 2 pulgadas de largo
- Berenjenas asiáticas, cortadas en rodajas finas
- cucharada de albahaca
- cucharada de tomillo

Direcciones:

1) Mezclar el caldo de verduras, la salsa hoisin, la salsa de ostras y la pimienta de cayena para la salsa de marinado. Sumerja las rodajas de carne en la marinada y déjelas reposar en el frigorífico durante al menos 30 minutos. Cuanto más tiempo se deje marinar la carne, más fuertes serán los sabores.
2) Mientras la carne se marina, prepara las verduras. Poner el fuego a medio-alto y calentar el wok con aceite de semillas de uva. Cuando el aceite esté caliente, añade primero el ajo. Deja que se dore. Añade las verduras y fríelas durante 5 minutos. Retirar del wok y reservar.
3) Añade la carne y la salsa de la marinada. Cocine la carne hasta que se dore y la salsa se haya espesado, lo que llevará hasta 5 minutos. Añadir las verduras y las hierbas y mezclar bien. Servir caliente.

La nutrición:

Calorías: 312; Grasa: 5g; Carbohidratos: 16g; Proteínas: 54g

Chuletas de cerdo crujientes

Tiempo de preparación: 10 minutos

Tiempo de cocción: 20 minutos

Porciones: 4

Ingredientes

- lb. de chuletas de cerdo deshuesadas
- 1/4 de taza de harina
- 1/4 de cucharadita de pimienta
- 1/2 cucharadita de sal
- 3/4 de taza de pan rallado panko
- huevos
- cucharada de mayonesa
- 2 cucharaditas de Dijon
- 1/2 cucharadita de vinagre de sidra de manzana
- 2 cucharaditas de miel

Direcciones

1) Entre las dos capas sobre el envoltorio de saran, golpee igualmente las chuletas de cerdo hasta que no tengan un grosor de 1/4 de pulgada.
2) Poner la harina, la sal y la pimienta en un plato y mezclar con un tenedor hasta que esté bien mezclado. En un bol, bata los dos huevos. En otro plato, añada el pan rallado Panko.
3) Pasar cada chuleta de cerdo por la harina, sacudiendo el exceso. A continuación, pase la carne de cerdo enharinada por el huevo. Ahora, sumerja la carne de cerdo en el pan rallado.
4) Presione la carne en el pan rallado para que haya una buena cobertura.
5) Coloque las chuletas en el horno tostador de la freidora de aire y cocínelas a 390 grados F durante 10 a 12 minutos, o hasta que la carne de cerdo alcance una temperatura interna de 165 grados F.
6) Durante la cocción, prepare la salsa de miel y Dijon, pero mezclando todos los ingredientes. Comer el cerdo cocido con la salsa.

La nutrición:

Calorías: 190; Grasa: 4g; Carbohidratos: 33g; Proteína: 6g;

Tortilla de pollo

Tiempo de preparación: 5 minutos

Tiempo de cocción: 15 minutos

Porciones: 1

Ingredientes:

- 2 rebanadas de tocino; cocidas y desmenuzadas
- 2 huevos
- cucharada de mayonesa casera
- tomate; picado.
- 1 onza de pollo asado; desmenuzado
- cucharadita de mostaza
- aguacate pequeño; sin hueso, pelado y picado.
- Sal y pimienta negra al gusto.

Direcciones:

1) En un bol, mezclar los huevos con un poco de sal y pimienta y batir suavemente.
2) Calienta una sartén a fuego medio, rocía con un poco de aceite vegetal, añade los huevos y cocina tu tortilla durante 5 minutos. Añade el pollo, el aguacate, el tomate, el bacon, la mayonesa y la mostaza en una mitad de la tortilla.
3) Doblar la tortilla, tapar la sartén y cocinar durante 5 minutos más.
4) Pasar a un plato y servir.

La nutrición:

Calorías: 400; Grasa: 32g; Fibra: 6g; Carbohidratos: 4g; Proteína: 25g

Espárragos envueltos en bacon

Tiempo de preparación: 10 minutos

Tiempo de cocción: 20 minutos

Raciones: 2

Ingredientes:

- 1/3 de taza de nata líquida
- 2 rebanadas de tocino, precocidas
- espárragos pequeños
- Sal, al gusto
- cucharada de mantequilla

Direcciones:

1) Precalentar el horno a 360 grados y engrasar una bandeja de horno con mantequilla.
2) Mientras tanto, mezclar la nata, los espárragos y la sal en un bol.
3) Envuelve los espárragos en lonchas de bacon y colócalos en la fuente de horno.
4) Llevar la bandeja al horno y hornear durante unos 20 minutos.
5) Sacar del horno y servir caliente.
6) Colocar los espárragos envueltos en tocino en un plato y dejarlos enfriar para preparar la comida. Dividirlo en 2 recipientes y cubrir la tapa. Refrigera durante unos 2 días y recalienta en el microondas antes de servir.

La nutrición:

Calorías: 204; Grasa: 19,3g; Carbohidratos: 1,4g; Proteínas: 5,9g

Nuggets de garbanzos

Tiempo de preparación: 10 minutos

Tiempo de cocción: 30 minutos

Raciones: 2

Ingredientes:

- 2 tazas de garbanzos cocidos
- ½ cucharadita de sal
- cucharadita de cebolla en polvo
- 1/3 de taza y 1 cucharada de pan rallado

Direcciones:

1) Encienda el horno, póngalo a 350 grados F y déjelo precalentar.
2) Mientras tanto, coloque los garbanzos en un procesador de alimentos y luego pulse hasta que se desmenuce.
3) Poner los garbanzos en un bol, añadir el resto de los ingredientes: en él, excepto 1/3 de taza de pan rallado y luego remover hasta que se forme una mezcla con trozos.
4) Formar la mezcla en bolas de tamaño uniforme, dar forma a cada bola en el nugget, colocar en una bandeja de horno engrasada con aceite y luego hornear durante 15 minutos por lado hasta que se dore.

La nutrición:

Calorías: 291,6; Grasas: 3,9 g; Carbohidratos: 26,8 g; Proteínas: 19,9 g

Sloppy Joe

Tiempo de preparación: 5 minutos

Tiempo de cocción: 12 minutos

Raciones: 2

Ingredientes:

- ¼ de taza de cebolla blanca picada
- taza de kamut cocido
- ¼ de taza de pimiento verde picado
- ½ taza de garbanzos cocidos
- ¾ de taza de salsa barbacoa, alcalina

Extra:

- ½ cucharadita de sal marina
- 1/8 de cucharadita de cayena en polvo
- ½ cucharadita de cebolla en polvo
- ½ cucharada de aceite de semilla de uva

Direcciones:

1) Poner los garbanzos y el kamut en un procesador de alimentos y pulsar hasta que se combinen.
2) A continuación, tome una sartén grande, colóquela a fuego medio-alto, añada aceite y cuando esté caliente, añada la cebolla y los pimientos en la sartén, añada todos los condimentos y luego cocine durante 5 minutos hasta que estén tiernos.
3) Añada la mezcla de garbanzos, añada el resto de los ingredientes, remuévalos hasta que se mezclen y luego cocínelos a fuego lento durante 5 minutos.

La nutrición:

Calorías: 166,5; Grasas: 2,5 g; Carbohidratos: 32,5 g; Proteínas: 7 g

Chuletas de cordero al limón

Tiempo de preparación: 15 minutos.

Tiempo de cocción: 18 minutos.

Porciones: 8

Ingredientes:

- Ralladura de 2 limones
- cucharada de orégano picado
- 1/4 de cucharadita de sal
- Pimienta negra al gusto
- 8 chuletas de lomo de cordero, recortadas
- 1/4 de taza de tahini
- ¼ de taza de yogur descremado
- ¼ de taza de pepino sin semillas, cortado en dados
- ¼ de taza de zumo de limón
- dientes de ajo picados
- cucharada de perejil fresco picado
- cucharadas de agua
- cucharaditas de aceite de oliva

Dirección:

1) A 400 grados F, precaliente su horno,
2) Frotar las chuletas de cordero con ¾ de cucharadita de pimienta negra, orégano y ralladura de limón.
3) Cubra y refrigere estas chuletas de cordero durante 1 hora.
4) Mezclar el tahini con ½ cucharadita de sal, el perejil, el ajo, el zumo de limón, el pepino y el yogur en un bol pequeño.
5) Dorar las chuletas de cordero con aceite en una sartén durante 2 minutos por lado.
6) Ahora hornéelos durante 14 minutos en el horno.
7) Vierta la salsa de tahini por encima.
8) Servir caliente.

La nutrición:

Calorías: 425; Grasa: 14g; Carbohidratos: 44g; Proteínas: 28,3g

Carne con frijoles

Tiempo de preparación: 10 minutos

Tiempo de cocción: 13 minutos

Porciones: 4

Ingredientes:

- 12 Oz. Bistec magro
- Cebolla en rodajas
- Tomates picados en lata
- 3/4 de taza de caldo de carne
- 4 cucharadas de tomillo fresco picado
- Lata de alubias rojas
- Sal y pimienta al gusto
- Recipiente apto para el horno

Direcciones:

1) Precaliente el horno de la freidora Cuisinart a 390 grados.
2) Horno freidor. Ajuste la temperatura a 390°F, y el tiempo a 13 minutos, Cocine durante 3 minutos. Añada la carne y continúe la cocción durante 5 minutos.
3) Añade los tomates y su jugo, el caldo de carne, el tomillo y las alubias y cocina durante 5 minutos más
4) Condimentar con pimienta negra al gusto.

La nutrición:

Calorías: 178; Grasas: 15g; Carbohidratos: 44g; Proteínas: 9g

Bacalao al horno con costra de hierbas

Tiempo de preparación: 5 minutos

Tiempo de cocción: 10 minutos

Porción: 4

Ingredientes:

- ¼ de taza de miel
- ¼ de cucharadita de sal
- ½ taza de panko
- ½ cucharadita de pimienta
- cucharada de aceite de oliva virgen extra
- cucharada de zumo de limón
- cucharadita de albahaca seca
- cucharadita de perejil seco
- cucharadita de romero
- 4 trozos de filetes de bacalao de 4 onzas

Dirección:

1) Con aceite de oliva, engrase un molde para hornear de 9 x 13 pulgadas y precaliente el horno a 375oF.
2) En una bolsa con cierre, mezcle el panko, el romero, la sal, la pimienta, el perejil y la albahaca.
3) Repartir uniformemente los filetes de bacalao en una fuente preparada y rociar con zumo de limón.
4) A continuación, untar los filetes con miel por todos los lados. Deseche la miel restante, si la hay.
5) A continuación, repartir uniformemente la mezcla de panko sobre los filetes de bacalao.
6) Meter en el horno y hornear durante diez minutos o hasta que el pescado esté cocido.

La nutrición:

Calorías: 137; Grasa: 2g; Carbohidratos: 21g; Proteína: 5g

Crazy Saganaki Shrimp

Tiempo de preparación: 10 minutos

Tiempo de cocción: 10 minutos

Porción: 4

Ingredientes:

- ¼ de cucharadita de sal
- ½ taza de Chardonnay
- ½ taza de queso feta griego desmenuzado
- bulbo mediano de hinojo, sin corazón y finamente picado
- pimiento pequeño, sin semillas y picado
- cucharada de aceite de oliva virgen extra
- 12 camarones jumbo, desvenados y sin cola
- cucharada de zumo de limón, dividida
- 5 cebolletas cortadas en rodajas finas
- Pimienta al gusto

Dirección:

1) En un bol mediano, mezcle la sal, el zumo de limón y las gambas.
2) A fuego medio, coloque una sartén saganaki (o una cacerola grande antiadherente) y caliente el aceite.
3) Saltear el pimiento, las cebolletas y el hinojo durante 4 minutos o hasta que empiecen a dorarse y ya estén blandos.
4) Añadir el vino y rehogar un minuto más.
5) Colocar las gambas sobre el hinojo, tapar y cocinar durante 4 minutos o hasta que las gambas estén rosadas.
6) Retire sólo las gambas y páselas a un plato.
7) Añadir la pimienta, el feta y 1 cucharada de zumo de limón a la sartén y cocinar durante un minuto o hasta que el queso empiece a derretirse.
8) Para servir, coloque la mezcla de queso e hinojo en un plato y coloque encima las gambas.

La nutrición:

Calorías: 310; Grasa: 6,8g; Carbohidratos: 8,4g; Proteínas: 49,7g

Vieiras al tomillo

Tiempo de preparación: 5 minutos

Tiempo de cocción: 12 minutos

Porciones: 1

Ingredientes:

- lb. Vieiras
- Sal y pimienta
- ½ cucharada de mantequilla
- ½ taza de tomillo picado

Direcciones:

1) Lavar las vieiras y secarlas completamente. Sazone con pimienta y sal, y reserve mientras prepara la sartén.
2) Engrasar un molde de papel de aluminio en varios puntos con la mantequilla y cubrir el fondo con el tomillo. Colocar las vieiras encima.
3) Precaliente la freidora a 400°F y coloque la rejilla dentro.
4) Coloque la bandeja de aluminio en la rejilla y deje que se cocine durante siete minutos.
5) Tenga cuidado al retirar la sartén de la freidora y transfiera las vieiras a una fuente de servir. Vierta la mantequilla restante en la sartén sobre el pescado y disfrútelo.

La nutrición:

Calorías: 291; Grasas: 9g; Carbohidratos: 5g; Proteínas: 17g

Halibut al limón con queso

Tiempo de preparación: 10 minutos

Tiempo de cocción: 20 minutos

Porciones: 2

Ingredientes:

- 1 libra de filete de fletán
- ½ taza de mantequilla
- ½ cucharada de mayonesa
- ½ cucharada de zumo de limón
- ¾ de taza de queso parmesano rallado

Direcciones:

1) Precaliente su freidora a 375°F.
2) Rocíe los filetes de mero con spray de cocina y sazone al gusto.
3) Ponga el mero en la freidora y cocínelo durante doce minutos.
4) Mientras tanto, combine la mantequilla, la mayonesa y el zumo de limón en un bol con una batidora de mano. Asegúrese de conseguir una textura cremosa.
5) Incorporar el parmesano rallado.
6) Cuando el mero esté listo, abra la freidora y extienda la mantequilla sobre el pescado con un cuchillo para mantequilla. Deje que se cocine durante dos minutos más y sírvalo caliente.

La nutrición:

Calorías: 432; Grasa: 18g; Carbohidratos: 12g; Proteínas: 14g

Queso y cebolla en un bagel

Tiempo de preparación: 15 minutos

Tiempo de cocción: 10 minutos

Porciones: 4

Ingredientes:

- 8 onzas (250 g) de filete de salmón ahumado, cortado en rodajas finas
- 1/2 taza (125 g) de queso crema
- cebolla mediana (110 g), cortada en rodajas finas
- 4 panecillos (unos 80 g cada uno), partidos
- cucharadas (7 g) de perejil fresco picado
- Pimienta negra recién molida al gusto

Direcciones:

1) Unte la mitad de los bagels de cada fondo con el queso crema. Poner encima el salmón y la cebolla, sazonar con pimienta, espolvorear con perejil y cubrir con las tapas de los bagels.
2) Servir y disfrutar.

La nutrición:

Calorías: 34; Grasa: 1g; Carbohidratos: 0g; Proteína: 5g

Mousse de chocolate negro

Tiempo de preparación: 10 minutos.

Tiempo de cocción: 0 minutos.

Raciones: 2

Ingredientes:

- 2 aguacates maduros, pelados y sin hueso
- ½ taza de cacao oscuro en polvo
- cucharada de extracto de vainilla
- ¼ de taza de stevia en polvo
- ¼ de taza de leche de almendras
- pizca de sal

Dirección:

1) Licuar todos los aguacates con el resto de los ingredientes en una licuadora hasta que quede suave.
2) Cubrir y refrigerar la mousse durante 1 hora.
3) Adornar y servir.

La nutrición:

Calorías: 159; Grasas 3g; Carbohidratos: 21g; Proteínas: 2g

Recetas Fuel Hack

Batido verde y magro

Tiempo de preparación: 5 minutos.

Tiempo de cocción: 0 minutos.

Raciones: 2

Ingredientes:

- 2 ½ tazas de hojas de col rizada, sin tallo
- taza de piña, cortada en cubos
- ¾ de taza de zumo de manzana, refrigerado
- ½ taza de uvas verdes sin semillas, congeladas
- ½ taza de manzana Granny Smith, picada
- taza de uvas verdes, cortadas por la mitad

Dirección:

1) Licuar la col rizada con las uvas con la manzana y la piña en una licuadora.
2) Servir con uvas cortadas por la mitad.
3) Disfruta.

La nutrición:

Calorías: 84; Grasas 7.g; Carbohidratos: 19g; Proteínas: 1g

Medifast Patties

Tiempo de preparación: 10 minutos.

Tiempo de cocción: 20 minutos.

Raciones: 4

Ingredientes:

- 3/4 lbs. Carne de cangrejo Dungeness
- cucharada de pimiento rojo picado
- cucharada de pimiento verde picado
- cucharada de hojas de perejil picadas
- ½ cucharada de mayonesa espesa
- huevos 3 cucharaditas de levadura en polvo
- cucharadita de salsa Worcestershire
- cucharadita de condimento Old Bay
- 10 spray de cocina

Dirección:

1) Mezcle la carne de cangrejo con los pimientos, el perejil, la mayonesa, la levadura en polvo, la salsa Worcestershire y el condimento Old Bay en un bol.
2) Hacer pequeñas hamburguesas con esta mezcla.
3) Poner una sartén, engrasada con spray de cocina, a fuego medio.
4) Dorar las hamburguesas durante 5 minutos por cada lado.
5) Disfruta.

La nutrición:

Calorías: 214; Grasas: 5,1g; Carbohidratos: 31g; Proteínas: 17g

Batido de Colada Verde

Tiempo de preparación: 5 minutos.

Tiempo de cocción: 0 minutos.

Raciones: 2

Ingredientes:

- taza de yogur griego
- taza de piña congelada
- taza de espinacas tiernas
- ½ taza de leche de coco light
- ½ cucharadita de extracto de vainilla
- Copos de coco para decorar

Dirección:

1) Mezclar el yogur con la piña, las espinacas, la leche de coco y la vainilla en una batidora hasta que quede suave.
2) Adornar con copos de coco y servir.

La nutrición:

Calorías: 325; Grasa g; Carbohidratos: 35,4g; Proteína: 26,5g

Batido de manzana verde

Tiempo de preparación: 5 minutos.

Tiempo de cocción: 0 minutos.

Raciones: 2

Ingredientes:

- 2 plátanos maduros
- pera madura, pelada y picada
- tazas de hojas de col rizada, picadas
- ½ taza de zumo de naranja
- ½ taza de agua fría
- 12 cubitos de hielo
- cucharada de linaza molida

Dirección:

1) Licuar los plátanos con la pera, las hojas de col rizada, el zumo de naranja, el agua fría, los cubitos de hielo y la linaza en una batidora.
2) Sirve.

La nutrición:

Calorías: 213; Grasas: 2,5g; Carbohidratos: 49,5g; Proteínas: 3,5g

Batido de espinacas

Tiempo de preparación: 5 minutos.

Tiempo de cocción: 0 minutos.

Raciones: 2

Ingredientes:

- taza de espinacas frescas
- 1 plátano
- ½ manzana verde
- 4 fresas descascaradas
- 4 (1 pulgada) trozos de mango congelado
- ⅓ taza de leche entera
- 1 cucharada de proteína de vainilla en polvo
- 1 cucharadita de miel

Dirección:

1) Licuar las espinacas con el plátano con la manzana verde con las fresas, el mango, la leche, la proteína en polvo y la miel en una licuadora.
2) Sirve.

La nutrición:

Calorías: 312; Grasas 25g; Carbohidratos: 44g; Proteínas: 18,9g

Muffins de col rizada y queso

Tiempo de preparación: 10 minutos.

Tiempo de cocción: 25 minutos.

Porciones: 9

Ingredientes:

- 9 huevos grandes
- taza de claras de huevo líquidas
- 3/4 de taza de yogur griego natural
- onzas de queso de cabra desmenuzado
- 1/2 cucharadita de sal
- 10 onzas de col rizada
- tazas de tomates cherry
- spray de cocina

Dirección:

1) A 375 grados F, precaliente su horno.
2) Batir los huevos con el queso de cabra, el yogur y las claras en un bol.
3) Incorpore los tomates cherry y la col rizada, y reparta esta mezcla en una bandeja para magdalenas.
4) Hornear los moldes para magdalenas durante 25 minutos en el horno precalentado.
5) Disfruta.

La nutrición:

Calorías: 290; Grasas: 15g; Carbohidratos: 11g; Proteínas: 29g

Batido de aguacate Matcha

Tiempo de preparación: 5 minutos.

Tiempo de cocción: 0 minutos.

Raciones: 2

Ingredientes:

- 1/2 aguacate, pelado y cortado en cubos
- 1/3 de pepino
- 2 tazas de espinacas
- 6 onzas de leche de coco
- 6 onzas de leche de almendras
- cucharadita de polvo de matcha
- 1/2 zumo de lima
- 1/2 cucharada de proteína de vainilla en polvo
- 1/2 cucharadita de semillas de chía

Dirección:

1) Licuar la pulpa del aguacate con el pepino y el resto de los ingredientes en una licuadora hasta que quede suave.
2) Sirve.

La nutrición:

Calorías: 297; Grasas: 15g; Carbohidratos: 58,5g; Proteínas: 7,3g

Hueveras

Tiempo de preparación: 10 minutos.

Tiempo de cocción: 13 minutos.

Porciones: 4

Ingredientes:

- 4 huevos
- 8 claras de huevo
- ¼ c de chiles verdes picados
- manojo de cebollas verdes picadas
- 12 trozos de tocino canadiense
- Taza de espinacas rasgadas
- 1/8 de cucharadita de sal
- ½ cucharadita de pimienta negra

Dirección:

1) Batir los huevos con las claras, los chiles verdes, las cebollas verdes, las espinacas, la pimienta negra y la sal en un bol.
2) Colocar una loncha de bacon en cada molde de una bandeja de magdalenas y presionar.
3) Dividir la mezcla de huevos en la taza de tocino.
4) Hornee durante 13 minutos en el horno a 350 grados F.
5) Servir caliente.

La nutrición:

Calorías: 163; Grasas 6,5g; Carbohidratos: 3,4g; Proteínas: 22g

Redondos de boniato

Tiempo de preparación: 15 minutos.

Tiempo de cocción: 22 minutos.

Porciones: 6

Ingredientes:

- 2 libras de batatas
- ½ cucharada de aceite de oliva
- 1 cucharadita de ajo en polvo
- 1 cucharadita de chile en polvo
- 1 cucharadita de sal
- Una pizca de salsa picante
- Queso Monterrey Jack y cheddar, rallado
- cebollas verdes
- Nata agria

Dirección:

1) A 450 grados F, precaliente su horno.
2) Cortar los boniatos en rodajas de ¼ de pulgada de grosor.
3) Mezcle las rodajas con 1 cucharadita de sal, 1 cucharadita de chile en polvo, 1 cucharadita de ajo en polvo y 1 ½ cucharada de aceite de oliva en un bol grande.
4) Extiende estas rebanadas en una bandeja para hornear, forrada con papel pergamino.
5) Hornea las rodajas de boniato durante 10 minutos, dales la vuelta y vuelve a hornearlas durante 10 minutos.
6) Cubre cada rodaja de patata con cebollas verdes, un punto de salsa picante y queso rallado.
7) Hornea las patatas durante 2 minutos hasta que el queso se derrita.
8) Adornar con crema agria y servir caliente.

La nutrición:

Calorías: 148; Grasa 22g; Carbohidratos: 32,2g; Proteína: 4,3g

Bocados de calabacín

Tiempo de preparación: 15 minutos.

Tiempo de cocción: 10 minutos.

Porciones: 6

Ingredientes:

- 2 calabacines grandes
- ½ taza de salsa para pizza
- cucharadita de orégano
- tazas de queso mozzarella
- ¼ de taza de queso parmesano

Dirección:

1) A 450 grados F, precaliente su horno. Coloque una capa de papel para hornear con una hoja de papel de aluminio.
2) Corta los calabacines en rodajas de ¼ de pulgada de grosor y colócalos en la bandeja del horno.
3) Cubrir cada porción con salsa de pizza, orégano y queso.
4) Hornea las rodajas de calabacín durante 5-10 minutos hasta que el queso se derrita.
5) Servir caliente.

La nutrición:

Calorías: 145; Grasa: 8g; Carbohidratos: 4g; Proteína: 10g

Bocados de coliflor

Tiempo de preparación: 15 minutos.

Tiempo de cocción: 20 minutos.

Porciones: 8

Ingredientes:

- 8 tazas de floretes de coliflor
- 2 cucharadas de aceite de oliva
- ¼ de cucharadita de sal kosher
- 2 cucharadas de salsa picante
- 1-2 cucharadas de Sriracha
- cucharada de mantequilla derretida
- cucharada de zumo de limón

Dirección:

1) A 450 grados F, precaliente su horno.
2) Cubra una bandeja para hornear con borde con spray para cocinar.
3) Mezcle la coliflor con la sal y el aceite en un bol grande y extiéndala uniformemente en la bandeja del horno.
4) Asar los ramilletes de coliflor durante 15 minutos en el horno precalentado.
5) Mezclar la salsa picante, el zumo de limón, la mantequilla y la sriracha en un bol grande.
6) Añada la coliflor y mézclela bien para cubrirla.
7) Vuelva a colocar la coliflor en la bandeja del horno y hornéela durante 5 minutos.
8) Servir caliente.

La nutrición:

Calorías: 104; Grasas 3g; Carbohidratos: 17g; Proteínas: 1g

Ciruelas envueltas en panceta

Tiempo de preparación: 15 minutos.

Tiempo de cocción: 11 minutos.

Porciones: 8

Ingredientes:

- 16 ciruelas pasas sin hueso
- 150g de Gorgonzola
- 16 lonchas de panceta
- 3 cucharadas de aceite vegetal
- 3 cucharadas de nueces
- un puñado de hojas de apio
- Pimienta negra, al gusto

Dirección:

1) Añadir las ciruelas pasas con agua a una olla, tapar y hervir durante 5 minutos y luego escurrir.
2) Secar las ciruelas y quitarles el hueso.
3) Cortar el gorgonzola en 16 cubos e introducir un cubo en cada ciruela deshuesada.
4) Envuelve cada ciruela con una loncha de panceta e introduce un palillo para asegurarla.
5) Poner una sartén con aceite de cocina a fuego medio y dorar las ciruelas envueltas durante 2-3 minutos por cada lado.
6) Decorar con nueces, pimienta negra y hojas de apio.
7) Disfruta.

La nutrición:

Calorías: 180; Grasa: 4g; Carbohidratos: 19g; Proteína: 7g

Envolturas de lechuga de pavo

Tiempo de preparación: 15 minutos.

Tiempo de cocción: 8 minutos.

Porciones: 6

Ingredientes:

- lb. de pavo molido sin grasa
- cucharada de aceite vegetal
- cebolla pequeña, cortada en dados
- dientes de ajo picados
- cucharadita de jengibre rallado
- pimiento, cortado en dados
- cucharada de salsa de soja
- cucharadas de Hoisin
- 1 cucharadita de aceite de sésamo
- cucharaditas de vinagre de arroz
- cebollas verdes picadas
- Sal, al gusto
- Pimienta negra, al gusto
- Hojas de lechuga fresca

Dirección:

1) Saltear la cebolla con el jengibre, el ajo y el aceite de cocina en una sartén grande hasta que esté blanda.
2) Incorpore el pavo molido y saltee durante 3 minutos.
3) Añadir el vinagre de arroz, el aceite de sésamo, el hoisin y la salsa de soja y mezclar bien.
4) Añada la cebolla verde y los pimientos y saltee durante 5 minutos.
5) Rectificar la sazón con pimienta negra y sal.
6) Dividir este relleno en las hojas de lechuga.
7) Sirve.

La nutrición:

Calorías: 173; Grasas 8g; Carbohidratos: 18g; Proteínas: 7g

Mordiscos de pimiento morrón

Tiempo de preparación: 15 minutos.

Tiempo de cocción: 4 minutos.

Porciones: 9

Ingredientes:

- pimiento verde mediano
- pimiento rojo mediano
- 1/4 de taza de almendras en rodajas
- 4 onzas de queso crema bajo en grasa
- 1 cucharadita de mezcla de condimentos de pimienta de limón
- 1 cucharadita de zumo de limón

Dirección:

1) Cortar los pimientos por la mitad, a lo largo.
2) Desmembrar y quitar las pepitas a los pimientos y cortar cada mitad en 6 trozos más.
3) Tostar las almendras en una sartén durante 4 minutos y luego molerlas en un procesador de alimentos.
4) Mezclar el queso crema con el jugo de limón y la pimienta de limón en un recipiente para mezclar durante 2 minutos.
5) Incorporar la almendra molida y mezclar durante 10 segundos.
6) Añade este relleno a la manga pastelera y coloca esta mezcla en el trozo de pimiento.
7) Sirve.

La nutrición:

Calorías: 140; Grasas 5g; Carbohidratos: 16g; Proteínas: 17g

Aguacate, camarones y pepinos

Tiempo de preparación: 15 minutos.

Tiempo de cocción: 6 minutos.

Porciones: 4

Ingredientes:

- pepino, cortado en rodajas de 1/2 pulgada
- aguacates grandes, cortados por la mitad y sin hueso
- Sal y pimienta negra al gusto
- cucharaditas de zumo de limón
- Marinado:
- 2 libras de camarones, pelados y desvenados
- 2 dientes de ajo picados
- 1/2 cucharadita de sal
- 1/2 cucharadita de pimienta de cayena
- 1 cucharadita de pimentón
- cucharadas de aceite de oliva
- 1 cucharada de zumo de limón

Dirección:

1) Mezclar las gambas con el ajo, la sal, la pimienta de cayena, el pimentón, el aceite de oliva y el zumo de limón.
2) Tapar y dejar esta marinada durante 30 minutos.
3) Triturar el aguacate con pimienta negra y sal en un bol.
4) A fuego medio-alto, precaliente su parrilla.
5) Asar las gambas en la parrilla durante 3 minutos por lado.
6) Colocar las rodajas de pepino en la fuente de servir.
7) Cubre estas rebanadas con puré de aguacate y coloca un camarón a la parrilla encima.
8) Disfruta.

La nutrición:

Calorías: 82; Grasas 4g; Carbohidratos: 7g; Proteínas: 4g

Queso Dip

Tiempo de preparación: 15 minutos.

Tiempo de cocción: 12 minutos.

Porciones: 8

Ingredientes:

- lb. de pavo molido sin grasa
- cebolla pequeña picada
- 1 paquete de condimento para tacos
- cucharadas de mantequilla
- ½ cucharada de harina
- 1 ½ taza de leche
- 1/2 cucharadita de sal
- 1/8 de cucharadita de pimienta negra
- onzas de queso cheddar afilado rallado
- onzas de lata de jalapeños escurridos y cortados en dados

Dirección:

1) Saltear el pavo con la cebolla en una sartén grande hasta que se dore.
2) Añadir el condimento para tacos y mezclar bien.
3) Sofreír la harina con la mantequilla en otra sartén durante 2 minutos.
4) Retirar del fuego, verter la leche y mezclar bien hasta que no queden grumos.
5) Añade el queso cheddar, la pimienta negra y la sal y mezcla bien hasta que se derrita.
6) Incorpore la mezcla de carne de pavo y los jalapeños picados.
7) Servir caliente.

La nutrición:

Calorías: 229; Grasas: 5g; Carbohidratos: 37g; Proteínas: 11g

Galletas de mantequilla de cacahuete

Tiempo de preparación: 15 minutos.

Tiempo de cocción: 12 minutos.

Porciones: 4

Ingredientes:

- 4 sobres de batido de mantequilla de cacahuete sedosa optavia
- 1/4 de cucharadita de polvo de hornear
- 1/4 de taza de leche de almendras sin azúcar
- cucharada de mantequilla derretida
- 1/4 de cucharadita de extracto de vainilla
- 1/8 cucharadita de sal

Dirección:

1) A 350 grados F, precaliente su horno.
2) Mezclar la levadura en polvo con la mantequilla de cacahuete en un bol.
3) Incorporar el extracto de vainilla, la mantequilla derretida y la leche de almendras, y mezclar hasta que quede suave.
4) Divida la masa en 8 galletas y colóquelas en una bandeja para hornear, forrada con papel pergamino.
5) Aplanar las galletas y hornear durante 12 minutos en el horno precalentado.
6) Dejar enfriar las galletas y servir.

La nutrición:

Calorías: 201; Grasas: 7g; Carbohidratos: 35g; Proteínas: 6g

Crostini de queso de cabra

Tiempo de preparación: 15 minutos.

Tiempo de cocción: 10 minutos.

Raciones: 2

Ingredientes:

- baguette
- 4 onzas de queso de cabra
- Miel
- Menta fresca picada
- Pimienta negra molida

Dirección:

1) A 350 grados F, precaliente su horno.
2) Cortar la baguette en rodajas finas, en diagonal.
3) Colocar las rebanadas de baguette en una bandeja de horno y hornear durante 10 minutos.
4) Repartir el queso de cabra, la miel, las hierbas y la pimienta negra sobre las rebanadas de pan.
5) Disfruta.

La nutrición:

Calorías: 348; Grasas 12g; Carbohidratos: 44g; Proteínas: 11g

Pops de plátano

Tiempo de preparación: 15 minutos.

Tiempo de cocción: 0 minutos.

Raciones: 2

Ingredientes:

- 3 plátanos
- 3 cucharadas de cacao en polvo crudo
- 2 gotas de stevia líquida
- 3 onzas de agua
- 1/4 de taza de nibs de cacao crudos
- 1/4 de taza de bayas de goji crudas

Dirección:

1) Introduzca un palito en cada plátano.
2) Coloque estos plátanos en el congelador durante 30 minutos.
3) Tritura el plátano restante con la estevia, el agua y el cacao en polvo en un bol.
4) Sumergir los plátanos en el palo en la mezcla de cacao.
5) Recubrirlos con nibs de cacao y bayas de gji.
6) Sirve.

La nutrición:

Calorías: 117; Grasa 12g; Carbohidratos: 24,8g; Proteína: 5g

Coliflor de búfalo

Tiempo de preparación: 15 minutos.

Tiempo de cocción: 36 minutos.

Porciones: 4

Ingredientes:

- Coliflor de búfalo
- cabeza de coliflor
- cucharadas de aceite de oliva
- ½ cucharadita de sal kosher
- Salsa búfalo
- cucharadas de mantequilla sin sal
- 1 diente de ajo
- ¼ de taza de salsa picante Frank's
- Salsa de queso azul
- 1 taza de yogur natural
- ½ taza de queso azul desmenuzado
- 1/4 de cucharadita de sal
- 1 cucharadita de ajo en polvo
- Pimienta negra fresca molida
- Apio, para servir

Dirección:

1) A 450 grados F, precaliente su horno.
2) Cortar la cabeza de coliflor en ramilletes pequeños y echarlos con sal y aceite de oliva en una bandeja de horno.
3) Hornear la coliflor durante 35 minutos en el horno precalentado.
4) Para la salsa búfalo, saltee el ajo con la mantequilla en una cacerola durante 30 segundos.
5) Añada la salsa picante y saltee durante 30 segundos.
6) Incorporar los ramilletes de coliflor y mezclar bien con la salsa.
7) Para la salsa de queso, mezcle todos sus ingredientes en una licuadora.
8) Servir la coliflor con salsa de queso crema.

9) Disfruta.

La nutrición:

Calorías: 175; Grasas 16g; Carbohidratos: 31g; Proteínas: 4,1g

Brownie de mantequilla de cacahuete

Tiempo de preparación: 15 minutos.

Tiempo de cocción: 1 minuto.

Porciones: 4

Ingredientes:

- 3 cucharadas de mantequilla de cacahuete en polvo
- 3 cucharadas de agua
- 6 paquetes de brownie de chocolate doble de optavia
- taza de agua

Dirección:

1) Mezclar la mantequilla de cacahuete en polvo con el agua y el brownie de chocolate en un bol.
2) Divida esta masa en una bandeja para hornear forrada con papel pergamino en pequeños montículos.
3) Tapar y congelar durante 40 minutos.
4) Sirve.

La nutrición:

Calorías: 361; Grasas 10g; Carbohidratos: 56g; Proteínas: 14g

Galleta de chocolate y cereza

Tiempo de preparación: 15 minutos.

Tiempo de cocción: 12 minutos.

Porciones: 4

Ingredientes:

- Batido de cerezas cubiertas de chocolate negro Optavia
- ½ cucharadita de levadura en polvo
- cucharadas de agua

Dirección:

1) A 350 grados F, precaliente su horno.
2) Mezclar el batido de cerezas con el agua y la levadura en polvo en un bol.
3) Divida esta masa en una bandeja para hornear, forrada con papel pergamino, en 8 galletas pequeñas.
4) Hornea estas galletas 12 minutos en el horno precalentado.
5) Sirve.

La nutrición:

Calorías: 118; Grasa 20g; Carbohidratos: 23,7g; Proteína: 5,2g

Peras rellenas de almendras

Tiempo de preparación: 15 minutos.

Tiempo de cocción: 25 minutos.

Porciones: 6

Ingredientes:

Especias

- 4 pizcas de canela
- 3 onzas de harina
- 3 onzas de azúcar granulado
- 2 cucharadas soperas de azúcar moreno
- 3 onzas de almendras en polvo
- ½ onza de almendra en grano
- ½ onza de avellana
- ½ onza de mantequilla
- 6 peras

Dirección:

1) Mezclar la mantequilla con la canela, los azúcares, la harina, las almendras y las avellanas en un procesador de alimentos.
2) Descorazonar las peras y repartir la mezcla de frutos secos en ellas.
3) Colocar las peras rellenas en una bandeja de horno.
4) Hornee estas peras durante 25 minutos en el horno a 300 grados F.
5) Servir una vez enfriado.

La nutrición:

Calorías: 248; Grasas: 16g; Carbohidratos: 38,4g; Proteínas: 14,1g

Copas de mantequilla de cacahuete

Tiempo de preparación: 15 minutos.

Tiempo de cocción: 12 minutos.

Porciones: 4

Ingredientes:

- 1/4 de taza de mantequilla de cacahuete cremosa
- 5 onzas de chocolate
- Nibs de cacao, sal marina

Dirección:

1) Derrite el chocolate con la mantequilla de cacahuete en un bol calentándolo en el microondas.
2) Mezclar bien y repartir esta mezcla en 12 mini moldes para magdalenas.
3) Tapar y refrigerar durante 1 hora.
4) Sirve.

La nutrición:

Calorías: 117; Grasa 12g; Carbohidratos: 24,8g; Proteína: 5g

Pudín de vainilla

Tiempo de preparación: 15 minutos.

Tiempo de cocción: 8 minutos.

Porciones: 4

Ingredientes:

- 2 tazas de leche
- 1/4 de cucharadita de sal
- 1/2 taza de leche
- 3 cucharadas de maicena
- 3/4 de cucharadita de extracto puro de vainilla
- 1/8 de cucharadita de estevia
- 2 cucharaditas de mantequilla para untar

Dirección:

1. Calentar 2 tazas de leche en un cazo.
2. Mezclar la maicena con ½ taza de leche en un bol y verterla en la cacerola.
3. Cocer esta mezcla de leche durante 3 minutos hasta que espese,
4. Incorporar el resto de los ingredientes y mezclar bien.
5. Deje que este pudín se enfríe y sírvalo.

La nutrición:

Calorías 198; Grasa 14g; Carbohidratos 34g; Proteína 1.3g

Galletas de plátano

Tiempo de preparación: 10 minutos.

Tiempo de cocción: 15 minutos.

Porciones: 4

Ingredientes:

- 2 plátanos maduros
- 1/3 de taza de leche de almendras
- taza de harina común
- 1/2 cucharadita de polvo de hornear

Dirección:

1. A 350 grados F, precaliente su horno.
2. Triturar los plátanos con la leche de almendras en un bol.
3. Incorporar la levadura en polvo y la harina, y mezclar bien.
4. Dividir la masa en 13 galletas con una cuchara en una bandeja de horno con papel pergamino.
5. Hornea estas galletas durante 15 minutos en el horno.
6. Deje que las galletas se enfríen.
7. Sirve.

La nutrición:

Calorías 159; Grasa 3g; Carbohidratos 21g; Proteína 2g

Tarta de queso de boniato

Tiempo de preparación: 10 minutos.

Tiempo de cocción: 15 minutos.

Porciones: 6

Ingredientes:

- huevo, entero
- ¼ de taza de queso de yogur
- 1/2 taza de leche de coco
- 1/8 de cucharadita de especia de pastel de calabaza
- ½ cucharadita de vainilla
- cucharada de jarabe de arce
- paquete de batatas con miel optavia
- ½ cucharadita de stevia de hoja dulce en polvo
- Para adornar:
- 15 almendras picadas

Dirección:

1. Mezclar el combustible de boniato con miel con el resto de los ingredientes en un bol.
2. Dividir esta mezcla en 6 moldes para muffins y rociar la almendra por encima.
3. Hornear durante 15 en el horno a 350 grados F.
4. Sirve.

La nutrición:

Calorías: 245; Grasas 14g; Carbohidratos 23,3g; Proteínas 4,3g

Cazuela de coliflor para el desayuno

Tiempo de preparación: 10 minutos.

Tiempo de cocción: 55 minutos.

Porciones: 8

Ingredientes:

- 8 onzas de salchicha de pavo, cocida
- ¼ de taza de cebolla picada
- 2 tazas de floretes de coliflor
- ½ cucharadita de condimento para jalapeños
- ¼ de cucharadita de sal
- ¼ de cucharadita de pimienta negra
- 6 rebanadas de tocino de pavo, cocidas y picadas
- 2 tazas de queso mexicano rallado
- 8 huevos grandes
- 16 onzas de claras de huevo
- ¼ de taza de leche de almendras

Dirección:

1. A 350 grados F, precaliente su horno.
2. Engrasar una fuente de horno con spray de cocina.
3. Saltear la salchicha de pavo en una sartén hasta que se dore.
4. Saltear las cebollas y la coliflor en una misma sartén hasta que se doren.
5. Añada la pimienta negra, la sal y el condimento para jalapeños y mezcle bien.
6. Repartir la mezcla de coliflor en la fuente de horno preparada.
7. Cubra esta mezcla con queso y tocino.
8. Batir las claras con los huevos y la leche de almendras en un bol.
9. Vierta esta mezcla sobre la mezcla de pavo.
10. Hornear durante 45 minutos en el horno.
11. Adorne con cebollas verdes.
12. Servir caliente.

La nutrición:

Calorías: 244; Grasas 7,9g; Carbohidratos 19g; Proteínas 14g

Muffins de boniato con arándanos

Tiempo de preparación: 15 minutos.

Tiempo de cocción: 20 minutos.

Porciones: 4

Ingredientes:

- 2 cucharadas de mantequilla derretida
- 1/4 de taza de azúcar moreno
- huevo
- 1 cucharadita de vainilla
- 1/4 de taza de leche desnatada
- 1/2 taza de requesón
- 1/2 taza de boniato cocido, triturado
- 3/4 de taza de harina blanca de trigo integral
- 1 cucharadita de polvo de hornear
- 1 taza de arándanos frescos

Dirección:

1. Mezclar todos los ingredientes de la masa en un cuenco hasta que esté suave.
2. Añade los arándanos y reparte la masa en los moldes para magdalenas.
3. Hornee durante 20 minutos a 350 grados F.
4. Deje que los arándanos se enfríen y sírvalos.

Sugerencia para servir: Disfruta de estas magdalenas con un refrescante batido.

Sugerencia de variación: Añade unas pasas a las magdalenas.

La nutrición:

Calorías: 225; Grasa 9g; Carbohidratos 35,4g; Proteína 6,5g

Barras de quinoa

Tiempo de preparación: 15 minutos.

Tiempo de cocción: 20 minutos.

Porciones: 6

Ingredientes:

- taza de harina de trigo integral
- ½ taza de quinoa cocida
- taza de avena
- 1/2 taza de nueces picadas
- cucharadita de canela
- 1 cucharadita de bicarbonato de sodio
- cucharadas de semillas de chía
- 2/3 de taza de mantequilla de cacahuete
- 1/2 taza de miel
- huevos
- 2/3 de taza de compota de manzana
- 1 cucharadita de vainilla
- 1/2 cucharadita de sal
- 1/3 de taza de pasas de uva
- 1/3 de taza de chispas de chocolate

Dirección:

1. Mezclar la quinoa con la miel, la mantequilla de cacahuete, los huevos, la vainilla y el puré de manzana en un bol pequeño.
2. Incorporar el resto de los ingredientes y mezclar bien.
3. Extienda esta mezcla en una fuente de horno engrasada de 9x13.
4. Hornee durante 20 minutos a 375 grados F y luego corte en barras.
5. Sirve.

La nutrición:

Calorías 163; Grasa 2,5g; Carbohidratos 49,5g; Proteína 3,5g

Crepes de trigo sarraceno

Tiempo de preparación: 15 minutos.

Tiempo de cocción: 10 minutos.

Porciones: 4

Ingredientes:

- 2/3 de taza de harina de trigo sarraceno
- 1/3 de taza de harina de trigo integral
- 2 huevos
- ¼ de taza de leche desnatada
- cucharada de miel
- Fruta y yogur griego, para rellenar

Dirección:

1. Mezclar las harinas con los huevos, la leche y la miel en un cuenco hasta que no haya problemas.
2. Poner una sartén antiadherente a fuego medio.
3. Añada un ¼ de taza de masa en la sartén, distribúyala uniformemente y cocínela durante 2 minutos por cada lado.
4. Transfiera la crepe a un plato y luego cocine el resto de la masa de la misma manera.
5. Adornar con frutas y yogur.
6. Sirve.

La nutrición:

Calorías 112; Grasa 25g; Carbohidratos 44g; Proteína 8.9g

Tortitas de avena

Tiempo de preparación: 10 minutos.

Tiempo de cocción: 10 minutos.

Porciones: 6

Ingredientes:

- 2/3 de taza de yogur griego
- 3 cucharadas de leche desnatada
- cucharada de compota de manzana
- huevo
- 1/2 taza de harina blanca de trigo integral
- 3/4 de taza de avena triturada
- cucharadita de polvo de hornear
- 1/2 cucharadita de bicarbonato de sodio
- cucharada de linaza molida
- cucharadita de canela

Dirección:

1. Mezclar las harinas y el resto de los ingredientes en un cuenco hasta que no haya problemas.
2. Poner una plancha caliente a fuego medio.
3. Vierta un cucharón de masa sobre la plancha y cocine el panqueque durante 2 minutos por lado.
4. Transfiera a un plato y cocine el resto de los panqueques de la misma manera.
5. Servir caliente.

La nutrición:

Calorías 190; Grasa 15g; Carbohidratos 11g; Proteína 9g

Muffins de arándanos

Tiempo de preparación: 15 minutos.

Tiempo de cocción: 30 minutos.

Porciones: 4

Ingredientes:

- 2 cucharadas de mantequilla derretida
- taza de arándanos frescos
- 1/4 de taza de azúcar
- 1 huevo
- cucharadita de vainilla
- 1/4 de taza de leche desnatada
- 1/2 taza de requesón
- 1/2 taza de boniato cocido, triturado
- 3/4 de taza de harina de trigo integral
- cucharadita de polvo de hornear

Dirección:

1. Mezclar el puré de boniato con todos los ingredientes, excepto los arándanos, en un bol hasta que quede suave.
2. Incorporar los arándanos y mezclar uniformemente.
3. Dividir la masa en la bandeja de muffins y hornear durante 30 minutos a 350 grados F.
4. Sirve.

La nutrición:

Calorías 197; Grasa 15g; Carbohidratos 58,5g; Proteína 7,3g

Tortas de atún y quinoa

Tiempo de preparación: 15 minutos.

Tiempo de cocción: 20 minutos.

Porciones: 4

Ingredientes:

- 1/2 taza de boniato cocido, triturado
- 2 latas de atún, escurridas
- 3/4 de taza de quinoa cocida
- 1/4 de taza de cebolla verde picada
- 2 dientes de ajo picados
- cucharada de zumo de limón
- 1 huevo
- 1/4 de taza de yogur natural
- cucharada de mostaza
- 1/2 cucharadita de pimienta de cayena
- 1 cucharadita de pimentón
- 1/2 taza de pan rallado

Dirección:

1. En un tazón pequeño, combine el atún y la batata y mezcle bien.
2. Añadir el resto de los ingredientes y remover hasta que estén bien combinados.
3. Hacer 6 hamburguesas con esta mezcla.
4. Coloque las hamburguesas en una bandeja para hornear engrasada y hornee durante 20 minutos a 400 grados F.
5. Dar la vuelta a las hamburguesas una vez cocinadas a mitad de camino.
6. Servir caliente.

La nutrición:

Calorías: 273; Grasas 8g; Carbohidratos 18g; Proteínas 7g

Taco Cups

Tiempo de preparación: 15 minutos.

Tiempo de cocción: 25 minutos.

Porciones: 4

Ingredientes:

- 2 rebanadas de queso Sargento
- 4 onzas de carne molida magra
- cucharadita de condimento para tacos
- Coberturas:
- Lechuga y tomates
- cucharada de crema agria

Dirección:

1. A 375 grados F, precaliente su horno.
2. Saltear la carne en una sartén durante 5 minutos.
3. Agregue el condimento para tacos y mezcle bien.
4. Colocar una capa de papel parafinado en una bandeja para hornear.
5. Coloque las rodajas de queso en la bandeja de hornear y hornee durante 7 minutos en el horno.
6. Deje que el queso se enfríe y, a continuación, coloque cada ronda de queso en la bandeja de magdalenas.
7. Presione el queso en tazas y divida la carne en estas tazas.
8. Adornar con los aderezos deseados.
9. Servir caliente.

La nutrición:

Calorías: 240; Grasa 25g; Carbohidratos 16g; Fibra 1g; Azúcar 1g; Proteínas 27g

Nidos de espaguetis Caprese

Tiempo de preparación: 15 minutos.

Tiempo de cocción: 1 hr 35 minutos.

Porciones: 4

Ingredientes:

- Para los nidos:
- calabaza mediana para espaguetis
- 1/4 de cucharadita de sal
- 1/4 de cucharadita de pimienta negra
- 1/4 de cucharadita de ajo en polvo
- cucharadas de claras de huevo
- Relleno:
- taza de tomates cherry
- 1/4 de cucharadita de sal
- 1/4 de cucharadita de pimienta negra
- onzas de queso mozzarella rallado
- 1/4 de taza de albahaca picada

Dirección:

1. A 375 grados F, precaliente su horno.
2. Corta los espaguetis por la mitad y colócalos en la bandeja del horno.
3. Hornea la calabaza durante 45 minutos en el horno.
4. Raspe la calabaza con un tenedor y reparta los trozos en la bandeja para magdalenas.
5. Batir las claras de huevo con ajo en polvo, pimienta negra y sal.
6. Dividir esta mezcla líquida en los moldes para muffins, hacer un nido en el centro de cada uno y hornear durante 20 minutos.
7. Extiende los tomates en una bandeja para hornear y hornéalos durante 20 minutos en el horno.
8. Repartir los tomatitos asados en los espaguetis y cubrirlos con el queso y el resto de los ingredientes.
9. Hornear durante 10 minutos en el horno.
10. Servir caliente.

La nutrición:

Calorías: 282; Grasas 4g; Carbohidratos 7g; Proteínas 14g

Plan De Comidas

Plan De Comidas 5 y 1

Semana 1

Platos de Fuel Hack

Batido magro y verde

Patatas Medifast

Batido de Colada Verde

Batido de manzana verde

Batido de espinacas

Plato magro y verde

Jarretes de cordero estofados

Semana 2

Platos de Fuel Hack

Muffins de col rizada y queso

Batido de aguacate Matcha

Hueveras

Redondos de boniato

Bocados de calabacín

Plato de magro y gree

Pollo con espinacas

Semana 3

Platos de Fuel Hack

Bocados de coliflor

Ciruelas envueltas en panceta

Envolturas de lechuga de pavo

Bocados de pimiento morrón

Aguacate Camarones Pepino

Plato magro y verde

Ternera de Mongolia

Semana 4

Platos de Fuel Hack

Dip de Queso

Galletas de mantequilla de cacahuete

Crostini de queso de cabra

Coliflor de búfalo

Brownie de mantequilla de cacahuete

Plato magro y verde

Chuleta crujiente de Posk

Plan De Comidas 4 y 2 y 1

Semana 1

<u>Platos de Fuel Hack</u>

Quinoa de bayas

Ensalada de apio

Ensalada de tacos

Barras de Yogur Trail Mix

<u>Platos magros y verdes</u>

Tortilla de pollo

Espárragos envueltos en tocino

<u>Merienda magra y verde</u>

Nuggets de garbanzos

Semana 2

Ensalada de atún al curry

Pastelitos de quinoa con atún

Copas de tacos

Nidos de espaguetis caprese

<u>Platos magros y geen</u>

Carne con frijoles

Chuletas de cordero al limón

<u>Merienda magra y verde</u>

Ensalada de col asiática

Semana 3

Camarones Fire Cracker

Chips de calabacín crujientes

Chips de col al horno

Pudín de semillas de chía

Platos magros y verdes

Bacalao al horno con costra de hierbas

Crazy Saganaki Shrimp

Merienda magra y verde

Sloppy Joe

Semana 4

Camarones a la parrilla con búfalo

Helado de fresa

Yogur de fresa

Paletas de plátano

Platos magros y verdes

Vieiras al tomillo

Halibut al limón con queso

Merienda magra y verde

Queso y cebolla en un panecillo

Conclusión

El plan de dieta Lean & Green le asegura que consuma comidas saludables seis veces al día, es decir, una comida cada 2 o 3 horas. Usted puede hacer un horario de sus comidas de acuerdo a sus propias necesidades y seguir a fondo de acuerdo con las directrices de seis comidas al día, es decir, tanto las comidas Lean & Green & Fuelings a lo largo de las 24 horas.

La dieta magra y verde era una dieta vegetal baja en calorías que se centraba en las verduras y reducía las carnes procesadas. Otros alimentos eran los frutos secos, las semillas y las judías. También reducía al mínimo los alimentos procesados y las bebidas que contenían carbohidratos, como los refrescos y los zumos.

El plan de dieta destacaba la importancia de las grasas saludables frente a las grasas malas. Aunque se cuidaba la ingesta de calorías, la dieta permitía el consumo de cereales integrales, legumbres y frutas.

Dado que la cocina Lean and Green aborda la planificación de las comidas semanales desde la perspectiva de las calorías totales, en lugar de desde la perspectiva de cuántas calorías se obtienen de las grasas o las proteínas, le ayuda a desarrollar una relación más consciente con la comida. Es más fácil comer en exceso y consumir más calorías de las que se necesitan cuando no se presta atención a las cifras reales de alimentos que se ingieren. La cocina Lean and Green te ayuda a romper este ciclo y a ser más consciente de tu relación con la comida de forma positiva.

La Dieta Lean and Green es la dieta perfecta para quienes llevan un estilo de vida activo, pero quieren mantener su peso a raya al tiempo que reducen los niveles de estrés y ansiedad. La dieta también tiene muchos otros beneficios para la salud, como la reducción significativa del colesterol, la disminución del riesgo de enfermedades del corazón, la diabetes y el cáncer.

Siguiendo este plan de alimentación, puedes reducir el riesgo de padecer enfermedades crónicas, así como mejorar tu salud mental. ¡Este podría ser un recurso útil para cualquier persona interesada en incorporar más alimentos de origen vegetal en su vida diaria!

La Dieta Lean and Green no es una dieta muy difícil de seguir siempre que se consuman suficientes calorías adicionales.

Gracias por leer.

CPSIA information can be obtained
at www.ICGtesting.com
Printed in the USA
LVHW060027050622
720520LV00006B/83

9 781804 141014